AF459004

CONTRIBUTION A L'ÉTUDE

DU

TYPHUS EXANTHÉMATIQUE

PAR

Louis MERZ

Docteur en médecine

Interne-lauréat des hôpitaux d'Alger (prix Poisson, 1880)
Prosecteur à l'école de médecine d'Alger (concours 1879)
Lauréat de la même école (1878, 1879, 1880)

LYON
IMPRIMERIE A. WALTENER ET Cie
14, Rue Belle-Cordière, 14

1882

CONTRIBUTION A L'ÉTUDE

DU

TYPHUS EXANTHÉMATIQUE

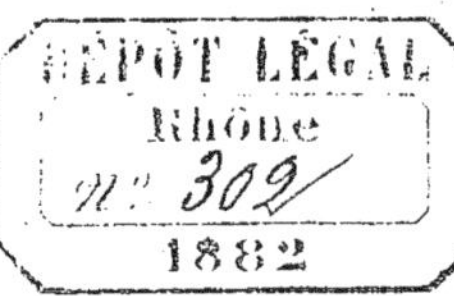

PAR

LOUIS MERZ

Docteur en médecine

Interne-lauréat des hôpitaux d'Alger (prix Poisson, 1880)
Prosecteur à l'école de médecine d'Alger (concours 1879)
Lauréat de la même école (1878, 1879, 1880)

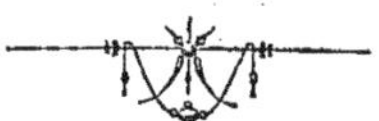

LYON

IMPRIMERIE A. WALTENER ET Cie

14, Rue Belle-Cordière, 14

1882

A LA MÉMOIRE DE MON FRÈRE ÉMILE

A MON FRÈRE, LE DOCTEUR G. H. MERZ

MÉDECIN AIDE-MAJOR

A MES PARENTS

A MES AMIS

A MONSIEUR LE Dr SÉZARY

PROFESSEUR SUPPLÉANT A L'ÉCOLE DE MÉDECINE D'ALGER

A MON PRÉSIDENT DE THÈSE

MONSIEUR LE PROFESSEUR PAULET

AVANT-PROPOS

Pendant le courant du mois de janvier 1880, plusieurs cas de fièvre continue accompagnée de stupeur et d'un exanthème spécial se déclarèrent à l'hôpital de Mustapha, près d'Alger, dans le service de M. le docteur Sézary, dont nous étions alors l'interne. Née brusquement, sans cause apparente, la maladie, après avoir frappé une douzaine de personnes, dont trois moururent, s'éteignit sur place au bout d'un mois. Son étude clinique : ses symptômes, sa marche, son mode de contagion, nous avaient bientôt convaincu que nous étions en présence du typhus exanthématique ; deux autopsies que nous fîmes vinrent confirmer le diagnostic.

Une épidémie de typhus, éclatant spontanément, au moins en apparence, et en dehors des conditions qui donnent généralement naissance à cette affection, puis se limitant aussi promptement, nous a semblé mériter une relation spéciale ; c'est à quoi nous avons consacré ce travail. Nous avons mis tous nos soins à démontrer, par une analyse exacte des faits observés, la légitimité du diagnostic inscrit en tête de ces pages. Nous espérons avoir atteint ce but.

CHAPITRE I

Genèse de l'Épidémie

Avant d'exposer les circonstances dans lesquelles est née l'épidémie dont nous allons faire la relation, et de discuter les diverses hypothèses qui peuvent expliquer son développement, nous rappellerons en quelques mots l'histoire du typhus en Algérie.

Inconnu dans le pays avant 1860, il fut signalé pour la première fois en 1861, dans le massif de Bougie : là il s'étend à quelques villages kabyles, sans y causer de grands ravages ; en 1863, il règne à Constantine, principalement parmi les Israélites ; en 1864, 1865, 1866, il y donne lieu encore à un certain nombre de cas. (Vital : *Du typhus dans la province de Constantine,* — 1869). Au mois de mars 1863, le bruit s'étant répandu à Alger que le choléra régnait dans la tribu des Beni-Aïdel (cercle de Sétif),

MM. Léonard et Marit, médecins militaires, furent envoyés dans cette tribu pour constater quelle était la nature de l'épidémie. Il s'agissait non du choléra, mais d'un typhus parfaitement caractérisé par l'éruption exanthémo-pétéchiale (Laveran : *Traité des maladies des armées*). Enfin, en 1867, à la suite de l'effroyable disette qui s'étendit sur l'Algérie presque tout entière, le typhus reparut ou tout au moins gagna rapidement les villes, et principalement Alger, où il fit bon nombre de victimes. Ce fut là l'épidémie algérienne de typhus la plus grave. Elle est trop connue de tous, grâce aux relations des médecins militaires et civils, de MM. Arnould, Perier, Masse, Maurin, Battarel, etc.., pour nous arrêter davantage.

De 1861 à 1868, le typhus a donc régné endémiquement en Algérie, variant ses foyers et sa gravité : c'est ce qui ressort de ce court historique.

Depuis 1868, la maladie n'avait plus été signalée, du moins à notre connaissance. C'est le 26 décembre 1879 que nous avons observé le premier cas de l'épidémie que nous allons décrire. A ce moment, la salle St-Joseph, qui devait en être le théâtre, contenait une trentaine de malades ; aucun n'avait de maladie épidémique ni contagieuse, mais plus du tiers étaient atteints d'impaludisme. Ce fut un de ceux-là que la maladie frappa d'abord. Le nommé Dutruc (voir obs. I) avait quitté la salle le 20 décembre, guéri d'accès invétérés qui avaient cédé à un traitement énergique, mais très-anémié et affaibli, en un mot dans cet état de délabrement physiologique grave qui constitue la cachexie palustre. En sortant de l'hôpital, Dutruc avait été habiter une petite maison située sur la route qui relie, en longeant la mer, Mustapha au village d'Hussein-dey. C'est là que, trois jours après son arrivée, il était pris tout à coup de céphalagie, de douleurs lombaires et de vomissements, puis d'une fièvre violente et de délire. Au bout de 48 heures, les personnes qui l'entouraient, voyant son état s'aggraver, le ramenaient à l'hôpital, où il rentrait le 26 décembre dans la salle St-Joseph, qu'il avait quittée six jours avant. Nous constations à son entrée une fièvre très forte, absolument rebelle à la quinine, une stupeur profonde, et, le 30 décembre l'éruption à la peau d'un exanthème abondant. Le même soir un des infirmiers les plus robustes de la salle (obs. II), pris de frisson et de fièvre, se couchait pour ne plus se relever : il succombait en effet trois jours après, avec une température de 41°, un exanthème confluent, et après avoir présenté des symptômes cérébraux d'une intensité effrayante. Les jours suivants, trois nouveaux cas se déclarèrent parmi des malades en traitement dans le service. Le 4 janvier, un autre infirmier de la salle était pris à son tour ; le 19, l'épidémie frappait l'externe du service, M. Kocher (obs. VIII) ; enfin une infirmière et trois autres malades contractaient encore la maladie, qui s'éteignit alors, après avoir fait par conséquent onze victimes, dont trois étaient mortes.

Dès les premiers cas, M. Sézary n'avait pas hésité à reconnaître dans le tableau clinique de l'affection : dans sa marche, ses symptômes, sa contagion, les allures du typhus exanthématique. M. le professeur Gros, qui fut chargé du service des typhiques à l'hôpital en 1868, et M. le docteur Battarel, qui a publié un mémoire important à ce sujet (thèse de Paris, 1872), avaient porté le même diagnostic. Les deux autopsies que nous eûmes occasion de faire nous y avaient d'ailleurs confirmés.

Un seul point restait encore pour nous très-obscur, et c'est celui que nous allons maintenant tenter d'élucider : quelles ont été les causes de l'épidémie ?

Le typhus naît, on le sait, soit par voie de contage, à la suite de l'importation du miasme infectieux, soit spontanément. Auquel de ces deux modes de développement devions-nous rattacher notre épidémie ? Nous devions nous poser aussi une question fort importante : le typhus était-il né à l'hôpital, ou hors de l'hôpital ? Rappelons en effet que notre premier typhique avait ressenti les atteintes du mal trois jours seulement après avoir quitté la salle. Or l'incubation de la maladie est souvent supérieure à ce laps de temps ; notre malade aurait donc pu, en quittant l'hôpital, emporter avec lui le germe de l'affection. En résumé nous devions nous demander : 1°, si le typhus était né dans la salle même, et dans ce cas s'il y était né spontanément, ou à la suite d'une importation ; 2° si au contraire notre premier malade l'avait contracté au dehors, et dans ce cas s'il l'avait contracté par contagion, ou non.

Nous n'hésitons pas à résoudre la première question par la négative. Nous ne croyons pas que le typhus soit né spontanément dans la salle, parce que la salle n'était au moment de son développement ni encombrée ni malpropre, parce qu'elle est vaste, suffisamment aérée, que les malades y sont naturellement l'objet de soins journaliers de propreté, qu'ils ne souffrent ni de la saleté ni de la faim. En outre, il suffit d'étudier la marche de l'épidémie, de consulter les observations consignées dans ce mémoire, pour voir que les atteintes de la maladie ont d'abord été rapprochées et graves, puis plus éloignés et plus bénignes; qu'elle s'est, en un mot, comportée comme dans un milieu plus défavorable que propice à son développement. En eût-il été de même si les conditions hygiéniques mauvaises, suffisantes pour engendrer le poison typhogène, avaient été réunies dans le bâtiment ? Certainement non.

Si le typhus n'est pas né spontanément dans la salle s'y est-il développé par contage ; notre premier malade a-t-il, avant de quitter l'hôpital où il devait revenir quelques jours après, contracté le germe de la maladie par le contact plus ou moins direct d'un autre typhique ? Rien ne nous autorise à nous arrêter à cette hypothèse, car nul cas antérieur de typhus ou d'une maladie s'y rapportant n'existait dans l'hôpital tout entier.

Nous voilà donc logiquement conduit à admettre l'origine extérieure de l'épidémie. Notre premier malade a bien certainement contracté le typhus dans l'intervalle de trois jours, qui s'est écoulé entre sa sortie et le moment où il a ressenti les premières atteintes du mal. Ces trois jours, il les a passés, nous l'avons dit, dans une habitation située non loin de la mer, à 1500 mètres environ de l'hôpital. Or, nous savions qu'à aucun moment il n'avait existé, ni dans cet endroit ni dans les environs, de foyer de typhus, depuis l'épidémie de 1868. Il ne pouvait donc être question de contagion.

Restait une dernière hypothèse : Dutruc aurait-il trouvé dans ce nouveau séjour des conditions d'insalubrité telles, que le poison typhique s'y fût spontanément développé pour l'en frapper, et l'en frapper seul ? Hypothèse bien peu admissible à priori, car quelle apparence qu'une habitation librement ouverte à la lumière et à l'air, au bas de ces côteaux du Sahel renommés pour leur salubrité, eût pu devenir aussi pernicieuse? Voulant cependant pousser jusqu'au bout nos investigations, et après nous être rendu sur les lieux mêmes que nous avait indiqués le malade, nous fûmes surpris de constater que tout autour de la maison, qui paraissait propre et bien tenue, on respirait de temps en temps des émanations infectes. Nous ne fûmes pas longtemps d'ailleurs à reconnaître quel en était le foyer. A 100 mètres environ de distance, de l'autre côté de la route, se trouve l'exploitation d'une industrie insalubre au premier chef, nous voulons parler de la *voirie des animaux morts*. C'est là que les cadavres des animaux, soit qu'ils appartiennent à des espèces non comestibles, soit que pour cause d'insalubrité on les ait exclus du commerce de la boucherie, sont soumis à des opérations destinées à les convertir en produits utiles, en engrais principalement. Or, il est de toute notoriété que les animaux morts donnent lieu, pendant leur dépècement, à des exhalaisons putrides d'une grande puissance, et c'est aussi un fait accepté par un certain nombre d'auteurs que ces exhalaisons peuvent à elles seules engendrer le typhus. M. Jaccoud en a rapporté un exemple remarquable dans sa relation de l'épidémie de la Gironde, et M. Laveran dit dans son traité : Le développement spontané du typhus est entouré de circonstances remarquables par leur uniformité : encombrement, misère, viciation de l'air par des miasme d'origine animale. Cette dernière étiologie n'a rien d'ailleurs qui puisse nous surprendre. En effet, que ce soit de l'encombrement qu'il s'agisse, ou de l'accumulation de produits animaux en voie de décomposition, n'est-il pas vrai que le résultat est le même : production de miasmes putrides ? C'est par eux qu'agit l'encombrement, et non par lui-même, et la pratique des épidémies des armées a bien démontré, notamment en Crimée, que l'agglomération seule des individus n'a pas de puissance nocive, si les autres règles de l'hygiène sont observées.

Nous nous sommes donc rallié à l'hypothèse que notre malade avait contracté le typhus, grâce au voisinage d'un foyer d'infection animale. On y opposera une objection grave ; comment se fait-il alors qu'il ne soit pas déclaré, au même endroit, d'autres cas de typhus ? Le fait est étonnant, mais il n'est pas inexplicable. Il ne faut pas oublier, en effet, que, pour produire le typhus, deux facteurs sont nécessaires : un foyer d'infection, et un organisme propre au développement du germe morbide. Cela est si vrai, qu'on a vu souvent des individus indemnes de la maladie, la communiquer cependant par leur contact : on l'a vu en Algérie en 1868, on l'a vu dans le cas cité partout du brick de guerre *Scheah-Gehald*, qui, arrivé à Liverpool en 1861, sans un cas de typhus à bord, lui donne naissance dans un hôpital où sont transportés quelques passagers malades. Notre premier malade a donc pu être particulièrement prédisposé au typhus par l'état de cachexie profonde où il se trouvait. Ainsi s'expliquerait l'immunité des autres habitants.

Nous croyons avoir démontré que, dans cette question si obscure de l'étiologie, l'explication que nous donnons a pour elle le plus de probabilités. C'est à elle que nous nous rallions. Nous ne nous dissimulons pas toutefois qu'elle n'est qu'une hypothèse, comme le sont d'ailleurs toutes les explications de pathogénie miasmatique — car, tant qu'on n'aura pas vu naître le poison, on ne pourra prétendre connaître absolument les conditions, et toutes les conditions, de sa genèse.

CHAPITRE II

Description de la maladie.

Dans ce chapitre nous avons réuni et coordonné, en un tableau synthétique, les symptômes observés chez nos divers malades et les résultats des autopsies que nous avons faites, réservant pour une étude spéciale l'importante question du diagnostic.

Définition : La définition du typhus s'applique exactement à la maladie que nous décrivons : une affection contagieuse, caractérisée par la fièvre continue, la stupeur, le développement d'un exanthème spécial, sans lésion anatomique constante.

Causes prédisposantes : Sur nos onze malades, dix étaient âgés de plus de 25 ans ; quelques-uns avaient dépassé la quarantaine (obs. IV, VII et X). Un seul n'avait que 22 ans. Quatre personnes du service ont contracté la maladie : l'externe, deux infirmiers, une infirmière. Les sept autres malades étaient dans la salle pour des affections diverses :

3 étaient atteints de fièvres int. (obs. 1, 7, 11).

3 de rhumatisme chronique (obs. 3, 4, 5).

1 d'asthme (obs. 10).

Deux de nos typhiques avaient eu antérieurement la fièvre typhoïde (obs. 1 et 8).

Anatomie pathologique.

Les deux autopsies que nous avons faites (obs. 6 et 7), nous ont donné les résultats suivants :

Cavité crânienne : Veines des hémisphères et sinus gorgés de sang. Dans un cas (obs. 6), nous avons trouvé de la sérosité sous l'arachnoïde ; Jacquot et Haspel ont signalé cette infiltration dans le typhus.

Système circulatoire : Système veineux tout entier distendu par la surcharge sanguine. Tissu musculaire du cœur ramolli. Congestion hypostatique des poumons. Dans un cas (obs. 6), pleurésie purulente consécutive.

Système digestif : L'altération principale a consisté dans l'hyperémie de la muqueuse et du tissu sous-muqueux : coloration rouge, avec de riches arborisations vasculaires. Les plaques de Peyer étaient normales ; dans une de nos observations cependant (obs. 6), il existait sur une d'elles une toute petite ulcération déjà ancienne, isolée, et sans trace de phlegmasie voisine. Il suffisait de la voir (la pièce a été conservée et présentée à la société de médecine d'Alger), pour écarter toute idée d'une localisation pathologique sur l'appareil glandulaire de l'intestin.

Les ganglions mésentériques avaient leur consistance et leur volume normaux.

Le foie et les reins étaient congestionnés.

Nous avons trouvé dans un cas la rate hypertrophiée (obs. 7), mais nous devons dire que ce malade avait eu pendant longtemps les fièvres paludéennes.

Symptomatologie et Marche.

Incubation : Il nous est assez difficile de donner au sujet de la durée de l'incubation des chiffres exacts. Dans un cas, celui de l'externe (obs. 8), elle aurait été de quelques heures à peine, s'il faut s'en rapporter à ses propres impressions. Chez notre premier typhique (obs. I), en admettant, comme nous l'avons fait, que le poison soit né hors de l'hôpital, l'incubation aurait duré trois jours au plus, puisque ce malade a ressenti les premières atteintes du mal le 3e jour qui a suivi sa sortie de l'hôpital. On comprend que, pour les autres, il nous ait été difficile de nous livrer même à des calculs de probabilité.

Période prodromique: Nous ne l'avons notée que 4 fois (obs. 3, 4, 5 et 8); sa durée a été de 1 à 3 jours; elle a été caractérisée tantôt par un malaise général (obs. 5 et 8), tantôt par un catarrhe gastro-intestinal (obs. 3). Dans tous les cas nous avons observé une céphalée pénible, généralement nocturne, accompagnée ou non de vomissements.

Une fois constituée, la maladie a suivi en général une marche déterminée, que nous pouvons diviser, pour la facilité de l'étude, en trois périodes: une période d'*invasion ou d'augment*, depuis l'invasion du mal jusqu'à l'apparition de l'exanthème; une période d'*état*; une période de *crise*. Cette division est celle que les auteurs ont adoptée pour l'étude du typhus.

1° PÉRIODE D'INVASION OU D'AUGMENT.

Dans les cas où la maladie n'a pas été précédée de prodromes, son invasion a été caractérisée par une franchise et une brutalité souvent telles que le malade nous indiquait exactement le moment précis où le mal l'avait envahi. Un frisson intense secouait le corps tout entier, suivi souvent de nausées et de vomissements (obs. 1, 4, 7, 11). A ces premiers signes se joignaient une céphalalgie vive et des douleurs lombaires aussi violentes que celles de la variole, un sentiment de faiblesse générale, des bourdonnements d'oreilles et des vertiges. Ces symptômes ont été très nets dans les cas où il n'y avait pas eu de prodromes. Dans les autres cas, le typhus frappant des hommes déjà malades, on conçoit qu'ils aient été moins surpris par l'invasion, qui a pu ne leur apparaître que comme une aggravation de leur état antérieur.

Aussitôt le frisson disparu, la fièvre s'allume ; la température atteint rapidement un degré élevé, 39° ou 40°, et revêt le type continu. Le facies est vultueux, les yeux larmoyants, les conjonctives injectées (obs. 1, 2, 4, 6, 9).

En même temps les symptômes nerveux s'accentuent : il y a déjà des troubles de l'idéation et des sens, la céphalalgie va en croissant jusqu'au deuxième ou au troisième jour. Dans presque tous les cas elle est localisée dans les régions sus-orbitaires. Elle est gravative ou lancinante : un de nos malades (obs. 4) la comparait à la sensation d'une multitude d'aiguilles rougies au feu.

La constipation a été la règle dès le début ; nous avons observé une diarrhée modérée dans deux cas (obs. 7 et 11), mais ces deux malades en étaient atteints antérieurement.

Ainsi constituée vers le deuxième jour par la fièvre, la céphalalgie et la constipation, la maladie s'est accentuée les jours suivants par l'aggravation des symptômes cérébraux, qui pouvaient déjà faire présager son caractère ataxique. Le facies exprimait l'hébétude, l'abattement, la prostration. Dans un cas (obs. 2), nous notions même une stupeur profonde le matin du deuxième jour !

Le délire a été rare dans cette période, mais nous avons observé du subdelirium et des rêvasseries nocturnes. Un seul des malades, celui qui a succombé au cinquième jour, a eu un délire furieux trente heures après l'invasion de la fièvre.

La marche de la température pendant cette période

d'augment a été caractéristique : la rapidité de l'ascension initiale était telle que le thermomètre a dépassé souvent 40° dès le début (obs. 1, 2, 3, 7) ; jamais il n'a été au-dessous de 39°. Une fois allumée, la fièvre a affecté le caractère continu rémittent ; mais la rémission, qui avait lieu le matin, était à peine de quelques dixièmes de degré. Une seule fois (obs. 4), une rémission de 1° 2 a précédé l'apparition de l'exanthème.

2° PÉRIODE D'ÉTAT OU ATAXO-ADYNAMIQUE

L'exanthème, dont l'apparition forme la limite conventionnelle que nous avons adoptée, entre les deux premières périodes de la maladie, est apparu du deuxième au septième jour. Sur 11 cas nous avons noté l'apparition de l'exanthème :

Deux fois au deuxième jour (obs. 3 et 5) ;
Trois fois au troisième jour (obs. 2, 3, 4 et 11) ;
Quatre fois au quatrième jour (obs. 1, 6, 7 et 8) ;
Une fois au cinquième jour (obs. 10) ;
Une fois au septième jour (obs. 11).

A son apparition, l'éruption était constituée par un nombre variable de taches rosées, analogues à celles de la fièvre typhoïde, occupant le ventre et la partie inférieure de la poitrine. Quelques heures après, elles se fonçaient, passant au rouge pâle ou au rouge vif ; en même temps elles formaient une saillie légère, appréciable au toucher. Arrondies, d'un diamètre de un demi à deux millimètres, elles s'effaçaient encore à ce moment sous le doigt, mais le deuxième ou le troisième jour, la pression les faisait seulement pâlir. Nous les avons toujours comptées en assez petit nombre le premier jour; nous faisons une exception pour l'observation X, dans laquelle l'éruption couvrait dès le premier jour tout le corps, sans cependant qu'on pût la qualifier de confluente, car les taches, si nombreuses qu'elles fussent, étaient toujours séparées par des intervalles de peau saine. Sauf dans ce cas, l'éruption ne s'est généralisée que le deuxième jour, envahissant successivement le dos, les fesses, la face interne des cuisses et des bras, en même temps qu'elle augmentait en cohérence sur le ventre lui-même. Jamais les taches n'ont paru sur la figure et les mains.

L'exanthème ainsi constitué a persisté pendant une durée moyenne de 8 à 11 jours, mais en subissant des modifications importantes. Les papules perdaient leur élevure, leur coloration devenait moins vive, plus sombre ; quelquefois elles prenaient une teinte violette (obs. 1, 6) enfin, elles ne s'effaçaient plus du tout sous la pression. Elles passaient en un mot du caractère érythémateux au caractère pétéchial.

Cependant, en même temps que l'exanthème apparaissait et se développait, tous les symptômes redoublaient de violence. La fièvre se maintenait à son acmé ; les désordres nerveux s'aggravaient rapidement. L'insomnie et la prostration font place à la stupeur ; le malade présente à son plus haut degré le type typhique. Couché dans le décubitus dorsal, les membres en supination, la tête renversée, les yeux demi-clos, les lèvres entr'ouvertes et tremblantes, la face pâle, un masque d'impassibilité absolue efface sur son visage toute expression, et montre la complète indifférence des sens aux choses extérieures.

L'immobilité du corps n'est interrompue que par le tremblement des lèvres et de la langue, et les soubresauts de tendons. La raideur du cou est fréquente ; une fois même nous avons observé de l'opisthotonos (obs. 6) ; ce même malade a présenté pendant un jour une contracture spasmodique du pharynx.

Les sens sont émoussés ; il y a parfois de l'anesthésie des téguments ; dans un cas au contraire nous avons noté de l'hypéresthésie des membres inférieurs (obs. 3).

Le délire a été la règle dans cette période. Tantôt il était doux, tranquille, se bornant à des rêvasseries nocturnes, des interjections prononcées à voix haute ; tantôt au contraire tumultueux, accompagné de cris d'effroi ou de menace. Le malade se levait alors, s'enfuyant pour aller se cacher dans un lit voisin (obs. 2, 6 et 7), ou même se précipitait furieux sur ses voisins ou les infirmiers, jusqu'à ce que, épuisé par ses propres efforts, il retombât sans force dans une stupeur plus profonde (obs. 2).

L'abdomen est toujours resté souple et indolore. La langue était blanche, parfois couverte d'un enduit brunâtre (obs. 7). La constipation a été la règle. Nous n'avons observé que les deux exceptions citées plus haut, chez des malades atteints de diarrhée antérieurement à l'invasion de la maladie.

La température est restée très-élevée, généralement entre 39° et 40°, avec une rémission de quelques dizièmes le matin.

La durée de cette période d'état a été dans la plupart des cas de 7 à 8 jours. Dans les cas mortels (obs. 6, 7) elle s'est prolongée de quelques jours, pendant lesquels la stupeur, de plus en plus profonde, avait fait place au coma. Rappellons toutefois l'obs. 2, où la mort est survenue le cinquième jour après le début des accidents.

3° PÉRIODE DE CRISE

La terminaison favorable de la maladie a été aussi caractéristique que son début. Elle a eu lieu par défervescence, avec une brusquerie que l'on ne rencontre guère que dans le typhus, la pneumonie ou l'érysipèle de la face. Nous avons laissé la veille un malade plongé dans la stupeur la plus profonde, consumé par une fièvre ardente; nous le retrouvons le matin, pénétré d'un sentiment de bien-être et d'entière possession de soi-même. En un ou deux jours la fièvre disparaît : c'est ainsi qu'on peut, en s'en rapportant aux observations 1, 3, 6, 11, constater des chutes de 3° dans l'espace de 24 heures. Le convalescent, car c'est ainsi qu'il faut l'appeler maintenant, s'endort alors d'un profond sommeil, du vrai sommeil cette fois et non plus de la stupeur ; l'exanthème s'efface bientôt ; une grande faiblesse persiste seule, attestant la gravité de la lutte dont l'organisme est sorti vainqueur.

Telle a été la règle. Deux fois nous avons observé exceptionnellement la chute par lysis, s'accomplissant en 4 ou 5 jours (obs. 2 et 8).

La convalescence de nos malades a été rapide; quinze jours en moyenne ont suffi pour assurer leur complet rétablissement. Un seul d'entre eux (obs. 6), après avoir heureusement traversé les dangers de la période aiguë, incapable de suffire au travail de régénération de la convalescence, a été emporté vingt-cinq jours après le début de celle-ci par une pleurésie purulente.

CHAPITRE III

Diagnostic.

Deux affections seulement possèdent en commun les principaux caractères cliniques que nous avons observés dans cette épidémie, c'est-à-dire la fièvre continue, la stupeur et l'exanthème. Ces deux affections sont le typhus exanthématique et la fièvre typhoïde.

Leur diagnostic a été pendant longtemps l'objet de nombreuses controverses. Tandis que les partisans de l'identité des deux maladies niaient la possibilité de l'établir, leurs adversaires apportaient à l'appui de la distinction des deux typhus de nombreux arguments, tirés de l'observation clinique et des recherches anatomo-pathologiques. Aujourd'hui, depuis les travaux de Gaultier de Claubry (1835), de Forget (1854) et surtout des chirurgiens militaires qui prirent part à l'expédition de Crimée, la question est définitivement tranchée dans le sens de la non-identité, et le revirement qui s'est produit dans les esprits est tel que les auteurs insistent à peine sur les signes d'un diagnostic qu'ils considèrent comme des plus aisés. Dans les grandes épidémies, et principalement dans celles qui frappent les armées en campagne, l'hésitation n'est en effet pas permise : l'évidence des causes de la maladie, son excessive mortalité, sa grande puissance de contagion, tout plaide en faveur du typhus. Il n'en est pas de même lorsqu'on se trouve en présence de cas isolés (Murchison), ou d'une épidémie limitée, née spontanément sans cause bien apparente, et se circonscrivant d'elle-même dans un cercle étroit. Tels ont été précisément les caractères de celle que nous décrivons, et si ces caractères lui ont imprimé un cachet tout particulier qui en fait l'originalité, il n'en est pas moins vrai qu'ils sont assez rares pour faire naître des doutes sur l'identité de l'affection. Aussi pensons-nous qu'il n'est pas superflu de passer en revue les arguments que la clinique et l'anatomie nous ont fournis en faveur du diagnostic que nous soutenons.

Ces signes différentiels, nous les trouvons partout : dans les caractères généraux de la maladie, dans ses symptômes et sa marche, enfin et surtout dans les lésions anatomiques.

La fièvre typhoïde frappe surtout les enfants et les jeunes gens ; tous nos malades étaient adultes.

Notre épidémie a atteint la majeure partie du personnel attaché à la salle ; presque jamais on ne voit les infirmiers ou les médecins contracter dans les hôpitaux la fièvre typhoïde au lit des malades.

Une première atteinte de fièvre typhoïde préserve d'une seconde ; deux de nos malades (observations I et 8) l'avaient eue antérieurement, le premier treize ans auparavant, l'autre cinq ans seulement.

Les prodromes sont la règle dans la fièvre typhoïde ; ils ont été l'exception dans notre épidémie. Le mode d'invasion a été aussi complètement différent. Dans la dothiénentérie, le début est lent, insidieux ; le malade pâlit, perd l'appétit et les forces ; une fièvre modérée apparaît d'abord le soir pour cesser le lendemain matin, puis reparaître ensuite avec un peu plus de violence, et n'atteindre son acmé qu'après un septenaire ou plus. Au contraire rien de cette gradation chez nos malades ; mais un frisson violent et prolongé survenant en pleine santé, et immédiatement après une fièvre considérable, qui a atteint du premier coup chez quelques-uns le degré auquel elle devait se maintenir pendant toute la durée de la maladie. C'est là bien certainement un signe d'une importance diagnostique très-grande, et nous croyons qu'à lui seul il suffirait presque pour faire écarter l'idée du typhus abdominal.

L'épistaxis est commune au début de la fièvre typhoïde ; nous ne l'avons pas notée une seule fois. En revanche nous avons observé dans tous les cas des douleurs lombaires d'une rare intensité, symptôme exceptionnel dans la fièvre typhoïde.

Une fois la maladie confirmée, les divergences ont encore été plus profondes.

Toujours nous avons observé l'apparition très-précoce de la stupeur et du délire. Dès le deuxième jour, le malade qui fait le sujet de l'observation II était plongé dans un état de torpeur voisin du coma. Ces symptômes sont toujours plus tardifs dans la fièvre typhoïde. Signalons aussi une dissociation très-remarquable de la fièvre et des symptômes nerveux chez un de nos malades (obs. 5), qui, avec une température inférieure à 39°, était accablé par une stupeur des plus profondes.

Les accidents abdominaux et bronchiques sont un des caractères les plus constants de la fièvre typhoïde : le météorisme, la diarrhée, la douleur de la fosse iliaque, l'enduit fuligineux des lèvres et de la langue ne souffrent que de très-rares exceptions; il en est de même du catarrhe bronchique. Chez nos malades, au contraire, l'intégrité des voies digestives a été la règle, la diarrhée l'exception (obs. 7 et 11); le ventre était souple et indolore, la constipation absolue et même rebelle à l'emploi des évacuants. Enfin un seul (obs. 7) a présenté du côté de l'appareil broncho-pulmonaire quelques noyaux de pneumonie lobulaire.

L'exanthème, par sa précocité et ses caractères spéciaux, est encore un signe différentiel d'une grande valeur. Dans 9 cas sur 11, il est apparu du 2e au 4e jour. On n'observe pas dans la fièvre typhoïde une telle précocité : c'est à la fin du premier septénaire de la maladie confirmée, ou au commencement du second, que paraissent les taches rosées.

Dans la dothiénentérie, l'exanthème est très-discret, les taches sont d'un rose pâle, généralement limitées à l'abdomen ; nous avons presque toujours eu des éruptions abondantes, d'une coloration foncée, se transformant ensuite en pétéchies, et couvrant le ventre, le thorax, le dos et les membres.

La durée de la fièvre typhoïde est longue ; presque jamais elle n'est inférieure à trois semaines, souvent elle atteint un mois et plus. Chez la plupart de nos malades, la convalescence a commencé avant le quinzième jour. La terminaison fatale a été aussi beaucoup plus précoce : l'un d'eux est mort au huitième jour (obs. 7) et l'autre (obs. 2) a seulement vécu quatre jours, en proie à une hyperpyrexie considérable et à des désordres cérébraux effrayants. Personne, en lisant son observation, ne pourrait, à notre avis, songer à la fièvre typhoïde.

Quand la fièvre typhoïde doit guérir, tous les symptômes s'amendent progressivement ; la fièvre diminue, la stupeur se dissipe peu à peu, la diarrhée se modère et cesse. Dans notre épidémie, la défervescence, non moins caractéristique que l'invasion, a été la règle ; un ou deux jours ont le plus souvent suffi pour que la convalescence succédât à l'état le plus grave.

La marche de la température, parallèle à la gravité des symptômes, a présenté les mêmes divergences. Nous n'avons eu ni l'ascension progressive en escalier, ni le stade amphibole, ni la descente par lysis, mais au contraire une ligne d'ascension presque verticale, un plateau, et une ligne de descente très oblique, franchissant jusqu'à trois degrés dans les vingt-quatre heures (obs. 1, 3, 6, 11).

Après ce tableau, le doute n'est plus possible. Sans doute un certain nombre des signes diagnostics, pris particulièrement, ne suffiraient pas pour entraîner la conviction : c'est ainsi qu'on peut voir dans la fièvre typhoïde des exanthèmes généralisés et des défervescences brusques; mais, outre que ces symptômes sont l'exception et non la règle, jamais on n'observe dans une épidémie de fièvre typhoïde un faisceau de caractères anormaux aussi tranchés, et se répétant chez tous les malades.

Aussi n'aurions-nous certainement pas hésité dans notre diagnostic, même s'il nous avait fallu nous contenter de l'observation clinique. Mais, si nous avions gardé l'ombre d'un doute, ne se serait-il pas évanoui lorsque, dans les deux autopsies que nous avons faites, nous avons constaté l'intégrité des plaques de Peyer et des autres glandes intestinales. C'est en effet aujourd'hui une vérité universellement érigée en axiome, qu'il n'y a pas de fièvre typhoïde sans lésion des plaques de Peyer, et nous ne pouvons mieux terminer cette étude qu'en répétant après Jenner :

« Lorsque dans une épidémie typhoïde le diagnos-
« tic est douteux, il faut ouvrir les cadavres des pre-
« miers individus qui succombent ; s'il n'y a pas
« d'ulcération des plaques de Peyer, on peut con-
« clure hardiment au typhus ; le diagnostic est écrit
« dans l'intestin des malades. » (Jenner, cité par Laveran.)

OBSERVATIONS

OBSERVATION I

Typhus grave. — guérison.

Dutruc Jean, cultivateur, âgé de 33 ans — Fièvre typhoïde à 20 ans — Constitution robuste, mais ruinée par des fièvres paludéennes invétérées — En traitement à l'hôpital de Mustapha depuis le mois de novembre, pour des accès quartes très rebelles.

Sorti de l'hôpital le 20 décembre 1879, guéri de ses accès, mais dans un état de cachexie des plus prononcés, Dutruc y rentre huit jours après, le 27 décembre, dans le service de Monsieur Sézary, salle St-Joseph, lit n° 30.

Il nous raconte que, trois jours avant, il a été pris d'un violent frisson, puis d'une céphalalgie frontale intense accompagnée de douleurs lombaires si vives qu'il se courbait en deux pour marcher ; ensuite sont survenus des vomissements et une très forte fièvre. Il n'a conservé qu'un très vague souvenir de ce qui s'est passé depuis.

Le 28 au matin, son état est le suivant : Décubitus dorsal, protrastion extrême. Conjonctives injectées et larmoyantes. Respiration anxieuse. Parole lente et embarrassée, langue tremblante. Céphalalgie sus-orbitaire gravative et tintements d'oreilles. Ventre souple et indolore ; il n'y a pas eu de selles pendant la nuit. L'intelligence paraît intacte. Peau brûlante. Le soir T° A. : 40° 5. Le malade prend pendant la journée 2 grammes de sulfate de quinine en potion.

29 Décembre. — La fièvre s'est maintenue sans rémission ; la prostration est devenue de la stupeur ; le visage exprime l'indifférence la plus complète ; la langue est sèche, rouge, tremblante. Le ventre est toujours indolore, sans ballonnement. Il y a eu la nuit une selle diarrhéique. Le soir T° A : 40°. P. 132.

30 Décembre. — Le malade a eu toute la nuit un délire tranquille. Il marmotte des mots sans suite ; ses doigts épluchent les couvertures. La langue est noirâtre ; le ventre garde sa souplesse et son indolence ; pas de selles depuis hier. Sur l'abdomen, la poitrine et la face interne des cuisses, nous notons l'apparition d'une trentaine de taches rosées disséminées, légèrement papuleuses, s'effaçant sous la pression du doigt. Le matin T° A. 39° 5. — le soir 40°.

31 Décembre. — Même état général. L'éruption a gagné le dos, les cuisses et les bras. Les taches sont d'un rouge pâle, tranchant nettement sur la peau environnante ; leur diamètre varie de 1/2 à 2 et 3 millimètres ; leur élevure, peu considérable, s'apprécie moins à la vue qu'à la pression du doigt, qui les fait seulement pâlir sans les effacer.

1er Janvier 1880. — L'exanthème reste stationnaire. Pendant la nuit, le délire a été plus violent ; le malade a essayé à plusieurs reprises de se lever. Le matin il est plus calme. La constipation et les autres symptômes abdominaux négatifs persistent. La température n'a pas été prise.

2 Janvier. — Délire bruyant pendant la nuit ; dans le jour stupeur profonde. Langue sèche et rouge ; soubresauts de tendons. Les taches ont pâli, leur teinte est maintenant légèrement violette. Nous pronostiquons une issue funeste très prochaine.

3 Janvier. — A notre grande surprise, la stupeur s'est en partie dissipée ; le malade répond aux questions qu'on lui adresse, mais ses réponses sont précédées d'un long moment de silence. La température, qui n'a pas été prise les jours précédents, est de 39° 8 le matin.

Le soir, l'exanthème a presque disparu ; la température est tombée à 38°, ce qui constitue en l'espace de quelques heures une chute brusque de près de 2 degrés !

4 Janvier. — Tous les symptômes graves se dissipent, l'intelligence renaît, les troubles de l'idéation cessent, la fièvre tombe, le regard s'éveille. Le malade accuse un bien-être profond, malgré sa faiblesse qui est extrême. Il lui semble, nous dit-il, qu'il renaît à la vie.

T° A. le matin 37° ; le soir 37° 7.

A partir de ce jour, Dutruc marche à grands pas vers un rétablissement complet. Détail à noter : aussitôt la fièvre tombée, la constipation fit place à la diarrhée, que l'emploi des astringents modéra d'ailleurs promptement.

Dutruc sort guéri le 20 janvier.

OBSERVATION II

TYPHUS SIDERANS. MORT AU CINQUIÈME JOUR

X..., 25 ans environ, infirmier à la salle Saint-Joseph, d'une constitution très vigoureuse, n'a jamais fait de maladie grave.

Le 30 décembre 1879, après sa journée de travail, il est pris tout-à-coup, après son repas du soir, d'un frisson violent, et d'une sensation de froid glacial dans les membres, de claquements de dents, de vertiges et de bourdonnements d'oreilles. Il se couche avec un violent accès de fièvre, et ne dort pas de la nuit.

31 Décembre. — T° A. le matin : 40°. Céphalalgie frontale très-vive et douleurs lancinantes dans les lombes. Le corps est couvert de sueurs profuses, les yeux rouges et larmoyants, les joues colorées, la langue sèche et luisante. Le ventre est indolore ; une selle normale le matin.

Le soir T° A : 41°.

Dans la nuit un délire furieux se déclare ; le malade apostrophe violemment des personnes imaginaires, saute à bas de son lit et va se coucher dans un lit voisin, où il tombe, presque sans transition, dans une prostration complète.

1er Janvier. — Décubitus dorsal, membres inertes, tête renversée. La figure est pâle, les yeux fermés. Cependant l'intelligence persiste. le malade répond aux questions en bégayant. La peau est sèche et brûlante ; le ventre est couvert de taches rosées, non boutonneuses.

T° A. le matin : 39°, 5. — le soir 40°.

2 Janvier. — Dans la nuit, accès de délire plus violent encore que le précédent, mais plus court ; puis la stupeur a repris ses droits. Langue couverte d'un enduit blanchâtre ; croûtes brunâtres à l'orifice des narines. Constipation depuis avant-hier. Respiration sifflante et saccadée.

L'exanthème a envahi le thorax, le dos, les fesses, la face interne des cuisses et des bras. Sur le ventre, où les taches sont plus anciennes, elles sont devenues légèrement boutonneuses, en même temps que leur rougeur est plus marquée ; ailleurs elles sont pâles et sans saillie appréciable. Nous avons compté plus de 100 taches sur le ventre.

Dans la nuit du 2 au 3 janvier, le malade ne sort pas de sa prostration ; le thermomètre reste à 40°.

3 Janvier. — Matin — Le malade râle. Tout le corps est plaqué d'une teinte rouge généralisée, sur laquelle les papules ressortent avec un éclat plus vif. La mort survient dans la la journée. Une heure après la mort, le thermomètre marque 40°, 4.

L'autopsie n'a pu être faite.

OBSERVATION III

TYPHUS — GUÉRISON.

Majezzi Antoine, 27 ans, cordonnier, né à Naples, est en traitement à l'hôpital depuis le 25 novembre 1879, pour un rhumatisme articulaire subaigu — Salle Saint-Joseph, lit n° 7.

Le 28 Décembre. — Embarras gastrique sans fièvre. On prescrit un Ipéca stibié.

30 Décembre. — Le malaise s'accentue : céphalalgie et douleurs lombaires, faiblesse générale, diarrhée, langue blanche. Pas de fièvre.

31 Décembre. — La fièvre s'allume ; la diarrhée fait place à la constipation, langue blanche, abdomen souple. Douleurs plus vives dans la tête et les lombes. Les douleurs articulaires ont totalement disparu. Le soir T°. A. 39° 6.

1er Janvier 1880. — Abattement, T°. 40°, P. 120. Céphalalgie sus-orbitaire gravative ; plus de rachialgie. Langue blanche au centre, d'un rouge vif à la périphérie. Ventre un peu ballonné ; ni douleur, ni gargouillements dans les fosses iliaques ; constipation, hypéresthésie de la peau, surtout aux membres inférieurs.

Le ventre présente sept ou huit taches rosées, semblables à celles de la fièvre typhoïde. Le soir T° 40°, P. 116.

2 Janvier. — L'abattement est toujours aussi prononcé, sans aller jusqu'à la stupeur; l'éruption a gagné le thorax les lombes et la face interne des cuisses. Diarrhée modérée; pas de douleur à la pression sur l'abdomen. La fièvre se maintient. T° : le matin 39°, 8, le soir 40°.

3 Janvier. — Le sommeil de la nuit a été agité par des rêvasseries. La prostration et les autres symptômes persistent. L'exanthème est devenu papuleux. T° le matin 39°, 1; le soir 39°, 5.

4-5 Janvier. — Amélioration dans l'état général. Les taches, tout en gardant leur couleur rosée, ne s'effacent plus sous la pression. Le soir du 5, la température tombe à 38°.

Après une légère rechute le 6 janvier, l'amélioration s'accentue, la fièvre diminue rapidement, l'exanthème pâlit et s'efface.

Le malade sort guéri le 20 janvier.

OBSERVATION IV.

Suchet Emile, menuisier, âgé de 43 ans, né à Lyon, est depuis plusieurs mois en traitement dans la salle Saint-Joseph, pour un rhumatisme noueux. Il a eu l'année précédente une variole des plus graves dont les cicatrices confluentes lui couturent encore le visage.

Le 30 décembre il est pris dans l'après-midi de vomissements, de céphalalgie et de douleurs lombaires. Le lendemain il va mieux, la céphalalgie a disparu, le malade n'accuse que de l'inappétence et un sentiment de faiblesse générale; langue blanche.

La nuit, les douleurs de tête reparaissent avec les vomissements, et la fièvre se déclare.

1er Janvier. — Face vultueuse, conjonctives injectées. Au moindre mouvement de sa tête, le malade y ressent une douleur excessive, qui lui semble causée par une multitude de pointes d'aiguilles rougies au feu; douleurs lombaires s'irradiant dans les cuisses. La peau présente par places des reflets à teinte rosée. Abdomen ballonné, langue sèche, constipation, soif vive.

T° le matin 39°, 8. P. 120; le soir T° 40°.

2 Janvier. — Délire pendant la nuit; la température est tombée ce matin à 38°, 8. Cette chute coïncide avec l'apparition d'une éruption morbilliforme répandue sur tout le corps. Les bras sont couverts de taches rouges, non saillantes, de caractère érythémateux.

Du 3 au 12 janvier, la maladie suit une évolution régulière; la température se maintient entre 38°, 5 et 39° 5. La prostration, très grande, est peu en rapport avec l'élévation modérée du thermomètre. Délire tranquille la nuit. L'exanthème prend le caractère pétéchial; un peu de diarrhée; légère bronchite concomitante.

Le 13 janvier, la fièvre tombe et la stupeur se dissipe; l'éruption devient violacée, puis disparaît; au bout de 3 jours la convalescence est assurée. Suchet sort guéri le 30 janvier 1880.

OBSERVATION V

TYPHUS LÉGER

Plattet Edmond, âgé de 34 ans, est en traitement depuis le 22 novembre 79, au lit n° 45 de la salle St-Joseph, pour une arthrite chronique du genou gauche. Santé générale bonne.

Pendant les derniers jours de décembre, ce malade se plaint d'une diminution graduelle de l'appétit, et d'insomnies sans cause appréciable. Nous administrons en vain un émèto-cathartique et une potion de chloral : le 2 janvier, Plattet est pris de vomissements, de lombago et de céphalalgie.

3 Janvier. — Fièvre assez forte, et apparition sur le ventre et le thorax de papules rosées, boutonneuses, semblables à celles observées sur les malades précédents.

4 Janvier. — Fièvre modérée. T° 39°. Malgré cela la prostration est extrême. Couché en décubitus dorsal, la tête renversée, les yeux mi-clos, le malade répond lentement et d'une façon presque inintelligible. La langue est saburrale, le ventre souple, sans ballonnement ni douleur. Sur le ventre, le thorax et les cuisses, vingt-cinq à trente papules s'effaçant incomplètement sous la pression.

(La suite de cette observation n'a pas été prise jour par jour; nous avons seulement retrouvé dans le cahier de visite la note suivante) :

A partir du 4 janvier, la fièvre et l'éruption vont en diminuant; seule la stupeur persiste. Le malade entre en convalescence le 9 janvier.

OBSERVATION VI

TYPHUS GRAVE. COMPLICATIONS. MORT

Henri Ferrand, 39 ans, infirmier de visite à la salle St-Joseph. En Algérie depuis quelques années. Tempérament lymphatique.

Après avoir, dans la soirée du 3 janvier, éprouvé une lassitude et un malaise pénibles, Ferrand est pris, dans la nuit du 3 au 4, de douleurs vives dans la tête et dans les reins, puis d'un frisson intense, suivi bientôt d'un violent accès de fièvre.

4 Janvier. — Corps couvert de sueur, face rouge et vultueuse, yeux larmoyants. T° axillaire 40°, 1. Ni douleur abdominale, ni diarrhée, ni vomissements.

5 janvier. — Décubitus dorsal; visage sans expression; prostration très grande. Langue blanche au centre, d'un rouge vif sur les bords. Ventre indolore; constipation depuis l'avant-veille. T° le matin 40°, le soir 40° 2.

6 Janvier. — Stupeur très prononcée. Impassibilité absolue du visage, yeux demi-clos, bouche entr'ouverte, bras inertes le long du corps. L'intelligence n'est pas complètement éteinte; ainsi le malade tire la langue, lorsqu'on le lui demande sur un ton d'autorité, mais il la laisse tremblante entre ses dents jusqu'à injonction contraire. — Sur le ventre et la poitrine quelques taches rosées.

T° le matin 39°, 5, le soir 40°, 5.

8 Janvier. — Délire pendant la nuit. Pas de symptômes abdominaux. L'éruption est devenue confluente sur le ventre. De plus elle a envahi le dos, le thorax, les cuisses, les bras, surtout à leur face interne. Les taches sont arrondies, de 1 à 2 mil. de diamètre, légèrement papuleuses, de coloration rouge-pâle; la pression du doigt les efface presque complètement. La température se maintient vers 40°.

10 Janvier. — La température est descendue d'un demi-degré. Exanthème stationnaire. Affaiblissement extrême. Les muscles de la nuque sont contracturés. Il y a aussi paralysie ou contracture du pharynx, car le malade rejette immédiatement tout ce qu'on tente de lui faire avaler. Deux selles dans la journée, grâce à une purgation. Ventre légèrement ballonné, mais indolore. Conjonctives enflammées; cornée droite trouble.

Le soir, délire furieux; on est obligé d'attacher le malade dans son lit.

11 Janvier. — L'excitation a fait place à la stupeur, mais la fièvre a presque disparu. T° axillaire: 38°.

Le 12 et le 13, la température remonte à 39°, mais les symptômes cérébraux disparaissent.

Le 14, le thermomètre marque de nouveau 37° et se maintient à partir de ce jour entre 37° et 38°.

La convalescence commence. L'exanthème est moins confluent ; un grand nombre de taches ont disparu ; les autres ont pris une teinte violacée ; sans élevure appréciable, elles résistent à la pression du doigt.

Le 23, le malade, qui semblait en bonne voie, se met à tousser ; fièvre et frissons le soir.

Le 25 nous constatons l'existence d'un épanchement abondant dans le côté gauche de la poitrine. Dès ce moment, malgré l'emploi des révulsifs et un régime reconstituant, Ferrand va s'affaiblissant de jour en jour. Il meurt le 10 février.

AUTOPSIE

Crâne. — Pas de traces d'inflammation méningée. Les veines superficielles des hémisphères et les sinus sont gorgés de sang. L'arachnoïde est légèrement opalescente. Pas de lésions du tissu cérébral.

Poitrine. — Dans la plèvre gauche, un litre environ de pus jaunâtre, mal lié, fétide ; pas de fausses membranes. Les poumons sont congestionnés. Le tissu musculaire du cœur est ramolli.

Organes digestifs. — La muqueuse digestive est hypérémiée, surtout dans l'estomac, le duodenun et le gros intestin. Les plaques de Peyer sont normales, à l'exception d'une seule, qui siège tout près de la valvule iléocœcale, et qui présente à son centre une petite ulcération. Cette ulcération, de quelques millimètres de diamètre, est régulièrement arrondie, très peu profonde. Elle paraît ancienne. Tout autour la plaque a sa couleur, sa consistance et sa saillie normales ; elle n'offre pas de trace d'infiltration ni d'inflammation.

La rate et les ganglions mésentériques n'offrent pas d'hypertrophie appréciable.

Nous n'avons pas trouvé une explication satisfaisante de l'ulcération de l'intestin; mais tous ceux qui l'ont vue (la pièce a été présentée à la Société de Médecine d'Alger) ont jugé d'un commun accord que cette lésion, unique et localisée, n'avait aucun rapport avec les modifications anatomiques profondes que présentent les intestins des sujets morts de fièvre typhoïde.

OBSERVATION VII

TYPHUS AVEC PHÉNOMÈNES ABDOMINAUX ET EXANTHÈME DISCRET. MORT — ABSENCE DE LÉSIONS INTESTINALES.

Mohammed-ben-Saâdi, porteur d'eau, âgé de 40 ans environ, habitant Alger, entré le 10 décembre, salle St-Joseph, lit n° 2.

Depuis trois mois, il a des accès de fièvre quotidiens, qu'il a contractés dans la plaine.

Sous l'influence du traitement, ces accès s'éloignent d'abord; ainsi nous trouvons en note sur la feuille de ce malade : accès le 14, le 16, le 18, le 20, le 23, le 27; mais bientôt ils se rapprochent de nouveau; accès le 7 janvier, le 9, le 10, le 11.

Le 12 janvier au matin, le malade rend sa potion de quinine; les vomissements continuent toute la journée. A 10 h. la fièvre se déclare; le soir T° 40° 5.

Le 13. Pas de symptômes abdominaux, prostration très grande; râles sibilants et sous-crépitants dans les deux poumons. T° le matin 39° 5, le soir 39° 8.

Le 14. Ventre ballonné, diarrhée légère, langue sèche. Stupeur — T° le matin 39° 6, le soir 40° 3.

Le 15. Quelques taches rosées sur le ventre. Langue humide

et blanche, abdomen ballonné, douleur assez vive dans les deux fosses iliaques. Pas de gargouillement; diarrhée modérée.

T° le matin 39°, 5, le soir 39°, 7.

Le 16. Stupeur extrême; langue tremblante. Dans la soirée délire d'abord tranquille, puis violent, accompagné d'impulsions locomotrices qui nécessitent le recours à la camisole de force.

T° le matin 39°, 4, le soir 39°, 5.

Le 17. matin T° 38°, 7. Le malade est dans le coma; les taches rosées persistent, mais en petit nombre et sans caractère pétéchial.

Le malade meurt dans la soirée.

Pendant le cours de la maladie de Mohammed-ben-Saâdi, bien que les symptômes se fussent rapprochés de ceux de la fièvre typhoïde plus encore que de ceux du thyphus, M. le Dr Sézary, et nous-même n'avions pas hésité à porter ce dernier diagnostic, fondé sur l'invasion brusque du mal, sa terminaison rapidement fatale et surtout sur l'existence dans la salle de plusieurs cas de typhus. L'autopsie vint pleinement confirmer nos prévisions.

AUTOPSIE

Rien de particulier du côté des organes céphaliques. *Cavité thoracique.* Noyaux d'induration disséminés dans le poumon gauche (pneumonie lobulaire). Le cœur est sain, les ventricules remplis de caillots.

Abdomen. Légère exsudation séreuse dans le péritoine.

Rate très grosse. Pas d'hypertrophie des ganglions mésentériques.

La muqueuse digestive, de l'estomac au rectum, est très rouge; nombreuses arborisations vasculaires dans l'intestin grêle. Quelques suffusions ecchymotiques du gros intestin. Les plaques de Peyer ne sont ni infiltrées ni ulcérées.

OBSERVATION VIII (recueillie par M. Saliège).

Kocher (Adolphe), étudiant en médecine, âgé de 22 ans, en Algérie depuis le mois d'août 1878. A eu la fièvre typhoïde en 1875.

Le 19 janvier, après avoir participé à l'autopsie d'un malade mort du typhus dans le service de M. Sézary, où il remplit les fonctions d'externe, Kocher ressent dans l'après-midi du malaise et de la céphalalgie.

Les trois jours suivants, la céphalalgie augmente ; elle est accompagnée de douleurs lombaires violentes et d'insomnie.

Le 23 janvier, frisson intense. La céphalalgie devient intolérable. T° : 40°. L'abdomen n'est ni douloureux ni sensible à la pression.

24 Janvier. — T° le matin 40°, le soir 41°. Trois ou quatre taches rubéoliques sur l'abdomen.

25 Janvier. — Prostration. Constipation — Quelques nouvelles taches ont apparu. T° le soir 41°,2. Ce fut là le maximum thermique. Il eut lieu le 4me jour, comme le fait remarquer Jaccoud.

Le 27, l'exanthème couvre l'abdomen et la face interne des cuisses. Il n'y a pas eu de délire, mais la prostration est très-grande. La céphalalgie a disparu. Pas d'albumine dans les urines.

Du 27 au 30, la température descend graduellement jusqu'à 37° 2 (peut-être sous l'influence de l'irrigation continue sur le ventre qui a été instituée), mais le 9e jour de la maladie, le thermomètre, sans cause appréciable, remonte à 40° et s'y maintient pendant deux jours, après quoi a lieu une descente très-régulière de la courbe,

La diète est levée à partir du 7 février. Le 14 février, 24me jour de la maladie, le malade commence à sortir. La convalescence n'a été entravée par aucune complication.

OBSERVATION IX (recueillie par M. Astier).

Maria Zorley, âgée de 29 ans, née à Constantine, a été attachée pendant plusieurs jours au service des typhiques, créé à la salle St-Philippe.

Le 24 janvier, elle est prise de douleurs lombaires et de céphalalgie. Les jours suivants, le malaise s'accentue; le 27, elle ressent un frisson, puis un violent accès de fièvre.

28 Janvier. — Visage rouge, conjonctives injectées. La température s'élève à 40°, 9. Céphalalgie et douleurs lombaires intenses. Ventre souple, sensible à la pression au niveau de l'épigastre. Langue tremblante, blanchâtre au centre, rouge sur les bords. La malade tousse, mais on ne perçoit rien d'anormal à l'auscultation.

31 Janvier. Taches rosées sur le ventre.

Deux jours après, ces taches ont envahi tout le corps; les membres en sont couverts, le visage seul n'en a pas. Elles sont boutonneuses et s'effacent sous la pression. Çà et là se voient un petit nombre de taches pétéchiales.

En même temps les symptômes énumérés plus haut persistent. La température oscille aux environs de 39°, 5. Il y a du délire doux et tranquille. Constipation.

Le 5 février, la température tombe à 38°.

Vers le 7 février, l'éruption a disparu, la température est devenue normale.

Enfin le 12, la malade entre en convalescence. Elle reprend ses fonctions le 1er mars.

OBSERVATION X

Bouvier Pierre, journalier, âgé de 42 ans, salle St-Joseph, n° 36, en traitement depuis le 12 mars 1879, pour des crises d'asthme dont l'origine remonte à 1870.

Le 27 janvier, malaise et céphalalgie violente. Le soir, frisson et fièvre. T° 39°, 5.

Le 28. La douleur de tête persiste très intense dans la région sus-orbitaire droite. Elle est accompagnée de vertiges et de bourdonnements d'oreilles. Langue blanche, inappétence. T° le soir 39°, 9.

Le 30. — La température atteint 40°, 3 le soir. Prostration très-grande ; pas de délire. Pas de douleurs abdominales.

Le 31. — Eruption papuleuse sur tout le corps. Taches arrondies, d'un rose foncé, de 1 à 2 millimètres de diamètre. Leur saillie est très appréciable à la vue et au toucher. Elles pâlissent sous le doigt. Elles couvrent le ventre, le thorax, le dos tout entier, la face interne des cuisses, les épaules et les bras. La main appliquée à plat sur l'abdomen en couvre plus de trente.

Stupeur très grande. Lèvres pâles et tremblantes, parole embarrassée, regard atone.

Abdomen souple et indolent. Constipation.

T° 40°, 5.

Du 1er au 7 février, période d'état. Puis la température s'abaisse brusquement. En 48 heures, elle revient à son degré normal. Les autres symptômes morbides disparaissent avec la même promptitude, et le 9 février la convalescence commence.

Complètement guéri vers la fin février, Bouvier reste en traitement à l'hôpital pour des douleurs. Détail curieux: pendant près de trois mois après sa guérison, les crises d'asthme qui étaient fréquentes avant le typhus cessent complètement; elles ne réapparaissent qu'au mois de mai.

OBSERVATION XI

Samard (Claude), dessinateur, 26 ans. — Salle St-Joseph, n° 31. En traitement depuis le 8 janvier 1880 pour des fièvres intermittentes contractées il y a 8 ans à Tablat, et récidivées il y a 6 mois à Cherchell. Depuis cette époque elles n'ont cessé que pour de courts intervalles. Constitution profondément atteinte par la cachexie palustre: teint pâle, suffusion ictérique des conjonctives; hypertrophie splénique; diarrhée.

Le 31 janvier, la fièvre qui n'avait pas reparu depuis huit jours se déclare à nouveau, avec un cortège inaccoutumé de maux de tête, de douleurs lombaires et de vomissements. La diarrhée reparaît. L'accès, au lieu de se terminer comme à l'ordinaire au bout de 4 à 5 heures par des sueurs profuses, continue toute la nuit.

Le 1er février, nous trouvons notre malade en proie à une fièvre intense, à des douleurs insupportables dans le front et dans les reins, et tellement affaissé qu'il n'a seulement pas la force de soulever la tête pour satisfaire les envies incessantes de vomir qui le tourmentent. La diarrhée persiste, modérée.

Le 2 février, l'état typhoïde s'accentue davantage. La température atteint 40° 2. En même temps une éruption morbilliforme abondante apparaît sur l'abdomen et le thorax.

A partir de ce moment, l'observation détaillée de la maladie n'a plus été prise; nous avons seulement retrouvé dans nos notes que le malade, après être resté huit jours encore en proie à la fièvre et dans la prostration, avait guéri rapidement.

7600 Imp. WALTENER ET Cie, rue Belle-Cordière, 14. — Lyon.

www.ingramcontent.com/pod-product-compliance
Ingram Content Group UK Ltd.
Pitfield, Milton Keynes, MK11 3LW, UK
UKHW020431230726
13925UKWH00004B/1697